Diagnose
Reizdarm

Übelkeit, Blähungen, Völlegefühl, Durchfall, Verstopfung, Schmerzen und anhaltende Darmkrämpfe

Mein Weg über die richtige Ernährung, bewusstes Essverhalten und nach Möglichkeit **ohne** *Symptom-Medikation*)*

*) Ich bezeichne in diesem Betroffenen-Ratgeber diejenigen Medikamente, die nicht mehr als ein Laborieren an den Symptomen bewirken, aber nicht wirklich heilen, als Symptom-Medikamente, die man bei der Therapie des Reizdarmsyndroms über die Ernährung am besten vermeiden sollte, denn sonst ändern Sie Ernährungsverhalten nicht wirklich.

Erfahrungsbericht

----

von Heinz Wagner

Inhaltsverzeichnis

Vorwort

Die Symptome Übelkeit, Blähungen, Völlegefühl, Durchfall, Verstopfung, Schmerzen und langanhaltende Darmkrämpfe sind typisch für das sogenannte Reizdarmsyndrom - in der Folge mit RDS bezeichnet - von dem es seitens der Schulmedizin allerdings heißt, dass es nicht heilbar sei. Ich vertrete aber die Ansicht, weil ich selbst erfahren habe, dass über *die richtige Ernährung und das richtige Essverhalten, verbunden mit der Absage an das bloße Laborieren an den Symptomen mit Medikamenten,* das Reizdarmsyndrom zumindest deutlich beherrschbarer wird, selbst bei denjenigen Patienten, bei denen die psychosomatische Komponente des RDS in den Vordergrund gestellt wird. Das RDS ist geradezu geschaffen für eine Therapie über die richtige Ernährung, ohne Medikamente.

Laut einer Umfrage verkaufen sich medizinische Ratgeber nur dann gut, wenn sie ein Arzt geschrieben hat. Ich habe diesen Betroffenen-Ratgeber verfasst ohne Mediziner zu sein. Dafür verfüge ich jedoch über eine Menge eigener Erfahrung, die ich als Betroffener mit dem Reizdarmsyndrom RDS und mit den auf Dauer oft wenig wirklich hilfreichen medikamentösen Therapieversuchen auf diesem Gebiet über viele Jahre gemacht habe. Viele Ärzte raten Ihnen, sich auf ein Leben mit dem Reizdarmsyndrom RDS einzustellen. Ich möchte genau das Gegenteil erreichen, daß Sie sich innerlich von dieser Aussage befreien und stattdessen den Weg zu ihrer Gesundung selbst in die Hand nehmen. Darum möchte dieser Ratgeber Ihnen Wegweiser und Begleiter sein zu einer wirklich sinnvollen Therapie des RDS *ohne* lebenslanges Laborieren an den Symptomen.

Die Therapieform *über die richtige Ernährung* und *das richtige Essverhalten* soll Sie zum Umdenken anregen, damit Sie immer mehr zur Einsicht gelangen, dass Ihr Reizdarmproblem nicht *mit*, sondern <u>ohne</u> Symptom-Medikation am sinnvollsten bekämpft werden kann. Ihre Gesundheit kommt nämlich nicht nur aus der Apotheke, sondern in diesem Fall in erster Linie über ihr eigenes Ernährungs- und Essverhalten. Gesundung ist bei der Therapie über *die richtige Ernährung und das richtige Essverhalten* auch deshalb möglich, weil die übliche medikamentöse Symptom-Therapie der Schulmedizin hierbei keine Anwendung finden soll. Aus Erfahrung habe ich nämlich gelernt, dass man durch die Einnahme von Symptom-Medikamenten, das Problem des RDS immer nur weiter vor sich her schiebt, anstatt es wirklich sinnvoll zu therapieren. Symptom-Medikamente sollen bei der Therapie über *die richtige Ernährung* deshalb nicht eingenommen werden, weil sich sonst in Ihrem Ess- und Ernährungsverhalten nichts zum Positiven hin verändert. <u>Ohne diese Medikamente aber sind Sie *gezwungen* sich richtig zu ernähren und damit selbst den wichtigsten Beitrag zu Ihrer Gesundung zu leisten.</u>

Im Übrigen könnte man außer dem RDS auch noch einige andere ernährungsbedingte Krankheiten besser und sinnvoller ganz ohne Medikamente therapieren, wenn die innere Einsicht und Bereitschaft dazu bei jedem einzelnen Patienten mehr gegeben wäre.

<u>Zur Klarstellung!</u>
Bei akuten Schmerzzuständen, Darmkrämpfen, akuten Durchfällen, Entzündungen usw., die nicht vom chronischen RDS abgeleitet werden können, die also z. B. von einer eventuellen akuten „Darmgrippe" oder von anderen, nicht vom RDS abzuleitenden Beschwerden kommen, sollten nach einer vorangegangenen gastroenterologischen Untersuchung natürlich entsprechende Medikamente, die Ihnen der Arzt empfiehlt, genommen werden. Auch vor der hier beschriebenen Therapie *über die Ernährung* sollten Sie unbedingt die gastroenterologische Ausschluss-Untersuchung machen lassen, ob es sich bei Ihren Beschwerden tatsächlich um das RDS handelt, oder ob sie von einer anderen Ursache herrühren. In diesem Ratgeber geht es in erster Linie also um das sogenannte Reizdarmsyndrom, das man meiner Erfahrung nach während der Therapie *über die Ernährung,* besser ohne Medikamente in den Griff bekommt.

Gegen wirkliche Heil-Arznei, die die gestörte Darmflora wieder in Ordnung bringt, habe ich natürlich auch nichts einzuwenden. Hier kann ich Colibiogen sogar empfehlen, das hat keine Nebenwirkungen. Aber bevor Sie mit der Darmsanierung mit den entsprechenden Mitteln beginnen, sollten Sie eine längere Therapie *über die richtige Ernährung* gemacht haben, sonst helfen auch diese Mittel nicht wirklich!

Unser Thema ist also nur das RDS und nur darum geht es in diesem Betroffenen-Ratgeber. Bei den Symptomen also, die man vom RDS ableiten kann und die bei Ihnen längst als chronisch bekannt sind, sollten Sie daher unbedingt den Versuch unternehmen, es über den hier beschriebenen Weg ohne Medikamente langfristig über die Ernährung zu versuchen. Schon der bloße Verzicht auf die entsprechenden Medikamente, die wir alle bestens kennen, kann von sich aus eine spürbare, positive Veränderung in Ihrem Verdauungsapparat bewirken, es ist der erste Schritt Ihres persönlichen Engagements, alles über die Ernährung zu versuchen. Denn sind wir doch mal ehrlich, wirklich helfen, außer bestenfalls einer eventuellen kurzzeitigen Linderung, können diese Medikamente nicht. Das haben wir doch alle schon so oft erfahren. Das alleine ist doch Grund genug, ab jetzt mehr für sich selbst zu tun.

Sicher ist mein Weg nicht unbedingt auch der Weg für alle anderen RDS-Betroffenen, denn das RDS hat außer den bekannten Symptomen genau so viele Varianten dieser Symptome wie es RDS-Patienten gibt. Will damit sagen, daß jeder einzelne diese Symptome anders erfährt und erlebt. Und aus diesem Grund wird es auch in Zukunft nicht die Pille gegen das RDS geben, die für alle Symptome und für jeden Patienten gleichermaßen wirksam wäre. Viele RDSler werden auch weiterhin ihre Tabletten zu sich nehmen und damit ihr Medikamenten-abhängiges chronisches Leiden für immer mit sich herumtragen, anstatt alles über die richtige Ernährung zu versuchen.

Ich wünsche Ihnen die Kraft zum Umdenken, dass Sie Ihre Beschwerden nicht mehr wie bisher überwiegend mit Arzneimitteln bekämpfen wollen, sondern mit Ausdauer *über die richtige Ernährung und möglichst ganz ohne Symptom-Medikation.*

Ist die Diagnose Reizdarmsyndrom wirklich so ungefährlich?

Bei gelegentlichem Magendruck, Völlegefühl, Sodbrennen oder Bauchschmerzen, die oft genau so schnell wieder gehen wie sie gekommen sind, weiß man meist selbst am besten, was der Grund dafür war. Oft waren es die viel zu fetten Pommes, die fetttriefende Haxe, das viel zu späte und zu reichhaltige Abendessen und die viel zu kalten Bierchen...und...und...und...die Sodbrennen und Bauchschmerzen verursachen.

Das Reizdarmsyndrom RDS steht hinter den Erkältungskrankheiten an zweiter Stelle als Ursache für krankheitsbedingte Arbeitsausfallzeiten. Schulmedizinisch wird das Reizdarmsyndrom mit *funktionellen Magen-Darm-Störungen* definiert. Die Bezeichnungen früherer Jahre - irritables Kolon oder spastisches Kolon - sollen nicht mehr verwendet werden, weil sich das Krankheitsbild nicht mehr nur auf den Dickdarm (Kolon) beschränkt, sondern den ganzen Magen-/Darmtrakt mit einbezieht. Das Reizdarmsyndrom ist durch wechselnde Beschwerden im Ober- und Unterbauch, Übelkeit, Völlegefühl und unregelmäßigen Stuhlgang gekennzeichnet. Durchfall kann abwechselnd mit Verstopfung auftreten. Besonders quälend sind vor allem die heftigen, mitunter langanhaltenden Darmkrämpfe. Typischerweise kann trotz dieser schwerwiegenden Beeinträchtigungen kein positiver Befund auf entzündliche Veränderungen oder Geschwüre des Darms oder sonstiger Organe des Bauchraums diagnostiziert werden. *(Standard-Defin.RDS)*

Beim Reizdarmpatienten kann die Darmperistaltik (Darmbewegungen), die zum Transport des Darminhalts notwendig ist, durch eine Verkrampfung der Darmmuskulatur völlig zum Erliegen kommen. Die Ursachen hierfür sind von Seiten der Schulmedizin immer noch nicht erforscht. Man kann eigentlich nur feststellen, dass die Nervenendungen in der Darmauskleidung bei Reizdarmpatienten ungewöhnlich empfindlich sind; auch sind die Nerven zur Kontrolle der Darmmuskulatur ungewöhnlich aktiv. Beides lässt den Darm auf sonst ganz normale Ereignisse, wie zum Beispiel den Durchgang von Kot oder Darmgasen überreagieren. Die unangemessen starke Aktivität der Darmmuskulatur stoppt den Verdauungsvorgang vorübergehend oder setzt zum falschen Zeitpunkt Bewegungen in Gang, um den Inhalt aus dem Darm auszustoßen.

Das Reizdarmsyndrom RDS ist seit 1993 praktisch als eigenständige Krankheit anerkannt. Sie ist gekennzeichnet durch eine Diagnose (Ausschluss- oder Differentialdiagnose), deren Befund keinen Hinweis auf entzündliche und sonstige Veränderungen des Magens und des Darms ergibt. Die typischen Merkmale des Reizdarmsyndroms können vom Facharzt erkannt werden, liegen aber nicht immer alle vor. Und es gibt auch abweichende Krankheitsbilder. Deshalb ist der erste Schritt zur Gesundung des Reizdarmsyndroms der Ausschluss aller anderen Krankheiten des Magen-/Darmtrakts, wie Magen-/Darmgeschwüre usw.
(Standard-Defin. des RDS).

Das Festlegen auf die einheitliche Definition Reizdarmsyndrom RDS war damals mit Sicherheit ein Fortschritt für den Patienten, der mit seinen *befundlosen* Symptomen zum erstenmal bei den Ärzten und seinem näheren Umfeld ernst genommen werden musste. Bis dahin wurden seine Beschwerden oft sogar in der eigenen Familie bagatellisiert, und er wurde nicht gerade selten als Hypochonder hingestellt.

Inzwischen bin ich aber eher der Meinung, dass man die einzelnen Symptome des Magen-/Darmtrakts heute nicht mehr zu einem ganzen Syndrom zusammenfassen sollte, außer man behandelt es tatsächlich auch ganzheitlich und zwar über die richtige Ernährung. Der andere Grund ist der, daß es immer wieder Bestrebungen gibt die Pille zu entwickeln, die das ganze Spektrum der RDS-Symptomatik abdecken soll, und an die schon jetzt so viele verzweifelte RDS-Patienten ihre ganze Hoffnung auf „Heilung" damit verbinden, daß sie andere machbarere Lösungen (*wie z. B. den Weg über die richtige Ernährung ohne Medikamente*) von vorneherein ablehnen, ohne sich im Klaren darüber zu sein, daß es die Pille gegen das RDS (aus den Gründen, die ich schon in der Einleitung beschrieben habe) wahrscheinlich nie geben wird. Und wenn sie tatsächlich eines Tages auf den Markt kommen sollte, ohne Nebenwirkungen wird auch diese *Pille* nicht wirken können, denn alles hat bekanntlich zwei Seiten. Ganz zu schweigen von den vorangegangenen Fehlversuchen bestimmter Arzneimittel, wobei sogar schon Menschen zu Schaden kamen.

Das aber ist nicht wirklich das, was die Betroffenen brauchen. Der heutige Patient gibt sich zu Recht mit dem bloßen Laborieren an den Symptomen nicht mehr zufrieden. Er braucht heute mehr als nur eine einheitliche Bezeichnung für sein vielseitiges Leiden: Er braucht Aufklärung darüber, dass seine Beschwerden von seinem, oft durch jahrzehntelange Fehlernährung chronisch vergifteten Darm kommen, denn nur ein chronisch vergifteter Darm wird eines Tages zum Reizdarm und den gilt es nachhaltig zu behandeln, zu sanieren.

Bevor bei Ihnen die Diagnose Reizdarm gestellt wurde, fühlten Sie sich von den vorgenannten Symptomen mehr und mehr belastet. Wie viele andere hofften auch Sie, Ihre Beschwerden kämen von einer vorübergehenden Befindlichkeitsstörung, die über kurz oder lang schon wieder von selbst weggehen möge. So konnten Sie sich auch lange nicht entschließen, deswegen einen Arzt aufzusuchen. Stattdessen behandelten Sie sich inzwischen immer häufiger selbst mit den verschiedensten freiverkäuflichen Magen-Darm-Mitteln aus Ihrer Apotheke, die Ihnen aber letztendlich keine dauerhafte Besserung Ihres Zustandes verschafften.

Ein guter Rat:

Es wird angenommen, dass nur etwa 20% der Menschen mit den vorgenannten Symptomen deswegen einen Arzt aufsuchen. Machen Sie es anders: Halten Ihre Beschwerden an oder kehren sie immer häufiger wieder, sollten Sie unbedingt einen Gastroenterologen (Facharzt für Magen-Darmkrankheiten) aufsuchen. Das ist auf jeden Fall der sicherere Weg, als in Selbsttherapie alle Produkte der Pharmaindustrie auf diesem Gebiet durchzuprobieren. Nur der Facharzt kann aufgrund der sogenannten Ausschluss-Diagnose feststellen, ob Sie möglicherweise am Reizdarmsyndrom RDS leiden.

Es ist also auch kein Widerspruch darin zu sehen, einerseits die Aussage der Schulmedizin, dass das chronische RDS nicht heilbar sei, dass ich andererseits aber dringend dazu rate, unbedingt als ersten Schritt einen Gastroenterologen aufzusuchen, zwecks besagter Ausschluss-Diagnose. Im Zusammenwirken mit der Stellung der Ausschlussdiagnose Reizdarm und der aktiven Mitarbeit des Patienten kann nun eine Therapie *über die richtige Ernährung* beim RDS beginnen. Das ist dann der erste Schritt in die richtige Richtung - ein erster Schritt auf dem Weg zur Besserung!

Dem Patienten ist es im Grunde genommen egal, ob er am Reizdarmsyndrom leidet oder an Kolon irritabile. Für ihn sind seine Beschwerden zunächst immer besorgniserregend. Die Meinung der Schulmedizin, das RDS sei nicht gefährlich, nicht lebensbedrohend, und als Betroffener müsse man sich eben damit arrangieren, kann keine wirklich beruhigende Lösung auf Dauer sein, zumal schulmedizinisch die Ursache für das RDS immer noch nicht restlos erforscht ist. Zwar mag der Hinweis auf die momentane Ungefährlichkeit und der nicht akuten lebensbedrohenden Situation des RDS auf den ersten Blick beruhigend auf den einzelnen wirken, doch darf hier eine absolute Sorglosigkeit des Patienten gegenüber dieser Diagnose nicht dazu führen, dass er nun glaubt, auch gegen alle anderen Erkrankungen des Magen-Darm-Traktes für immer gefeit zu sein, und sich in Zukunft keiner gastroenterologischen Untersuchung mehr unterzieht.

Für einen absehbaren Zeitraum nach der Diagnosestellung mag die beruhigende Aussage, dass das RDS nicht gefährlich sei, noch richtig sein; immerhin hat der Arzt den Patienten gründlich untersucht und alle anderen möglichen Erkrankungen, außer eben dem RDS, für den Moment ausgeschlossen. Man muss sich jedoch darüber im Klaren sein, dass die Diagnose RDS einzig und allein nur der Ausschluss momentaner entzündlicher oder sonstiger Veränderungen bedeutet. Der Zeitraum der relativen Sicherheit kann daher also nicht unbegrenzt gelten. Denn welcher Arzt kann eine Garantie für eine längere Unveränderbarkeit der Darmschleimhaut bzw. der Darmwand geben, zumal dem RDS neuerdings doch eine gewisse Mitverantwortlichkeit bei der Entstehung entzündlicher oder anderer negativer Prozesse des Darms nachgesagt werden.

Die eher harmlos und beruhigend klingende Diagnose Reizdarm wiegt viele Patienten so in Sorglosigkeit, weil der Doktor *nichts gefunden* hat, dass nun viele glauben: *„Auch wenn ich starke Schmerzen habe - es ist ja nicht gefährlich, denn es ist ja nur mein RDS",* kann sich irgendwann einmal bitter rächen. Denn mit dem relativ sicheren Gefühl, keine *schlimme* Krankheit zu haben, stellt sich gleichzeitig bei vielen RDS-Patienten eine allzu saloppe Haltung ein, die dazu führen kann, in Zukunft - eventuell über mehrere Jahre hinweg – sich nicht mehr gastroenterologisch untersuchen zu lassen, was fatale Folgen haben kann. Welcher Patient kann ein halbes Jahr nach der letzten Untersuchung bei Bauchschmerzen schon unterscheiden, ob diese von seinem *harmlosen Reizdarm* kommen, oder ob sich eventuell doch eine Veränderung der ohnehin empfindlichen Darmwand anbahnt.

Reizdarm kann also auf keinen Fall eine beruhigende Diagnose für immer sein. Denn so beruhigend eindeutig, wie es fürs erste aussieht, kann die Diagnose RDS nicht für alle Zeiten gestellt werden, besonders dann nicht, wenn der Patient weiterhin *Probleme* mit dem Verdauungsapparat hat. In Deutschland sterben jährlich Tausende Menschen an Darmkrebs, nur weil sie nicht rechtzeitig oder gar nicht zur Vorsorgeuntersuchung gingen.

Ich möchte hier nun keineswegs den Teufel an die Wand malen, wenn ich darauf hinweise, dass man das RDS einerseits weder überbewerten soll, andererseits dürfen Ärzte und Patienten aus den vorgenannten Gründen die oft sehr schmerzhaften Beschwerden aber auf Dauer auch nicht zu sehr verharmlosen, bzw. als allzu harmlos hinnehmen.

Was Schul- und Naturmedizin unterscheidet

Der Schlüssel ist die richtige Ernährung

Vor einiger Zeit wurde noch gesagt, dass es beim Reizdarmsyndrom keinen körperlichen Grund für die Störungen der Darmbewegungen gebe. Gerade dies stimmt jedoch nach den neuen Erkenntnissen der Forschung nicht – sie weisen auf eine feststellbare Beteiligung des vegetativen (unbewussten) Nervensystems hin. Das erklärt auch den Eifer, mit dem die Pharmaindustrie immer noch nach neuen Medikamenten zur *ursächlichen* Behandlung der Störungen sucht und die Untätigkeit, mit der die Schulmedizin indes auf diese *Wunderpille* aus den Labors wartet.

Die naturheilkundliche Medizin aber hat schon längst den Zusammenhang zwischen der inneren Balance eines Menschen (seinem Nervensystem), seiner Umwelt sowie in hohem Maße auch seiner Ernährung erfasst. Sie deutet auf die jahrelange chronische Fehlernährung und die allzu verbreitete Symptommedikation als eine der häufigsten Ursachen für das RDS. Denn wie gesagt, überwiegend wird ein chronisch vergifteter Darm zum Reizdarm. Die Naturheilkunde wählt deshalb auch die richtige Ernährung als therapeutischen Ansatz. Anders als die Schulmedizin, die das RDS prinzipiell nicht für heilbar hält, schlägt die Alternativmedizin gangbare Wege über die richtige Ernährung zur Gesundung vor.

Selbst Patienten, bei denen die Ärzte und sie selbst glauben, dass ihr Reizdarmsyndrom überwiegend psychosomatischer Natur sei, können ihre Beschwerden unter konsequenter Einhaltung des richtigen Ernährungs- und Essverhaltens, einschließlich des Nichtrauchens, zumindest positiv beeinflussen und längerfristig sogar zur Gesundung bringen. Im Gegensatz zu anderslautenden Behauptungen leidet in Wirklichkeit die weitaus größere Zahl der RDS-Patienten nicht unter einer psychosomatischen Störung ihres Darms, sondern es ist meistens genau umgekehrt. Der Patient leidet zum Beispiel unter Depressionen, weil er Probleme mit dem Darm hat. Wenn sich diese Symptome bessern, verschwinden auch die Depressionen.

Was Ernährungs-Therapie bedeutet:

Alleine durch konsequentes Meiden bestimmter Nahrungs- und Genuss-mittel und bestimmter Getränke (siehe Kapitel *Was reizt den Darm?*) so-wie durch das Vermeiden ganz bestimmter Ess- und Ernährungsfehler erreichen Sie schon die halbe Miete auf dem Weg zur Ihrer Gesundung.

Zuviel-Esserei steht ganz oben in der Liste einer falschen Ernährungs-weise. Sie verursacht Völlegefühl, Sodbrennen, Gärungserscheinungen, Blähungen, Verstopfung und Durchfall; sie macht müde und depressiv. Vor allem, wenn man zu spät isst, kann es über Nacht zu Gärungser-scheinungen kommen.

*

Frühstücken wie ein Kaiser
Mittagessen wie ein König
Abendessen wie ein Bettelmann
*

(Aus dem Buch "Der schnellste Weg zur Gesundheit" von G.Brück,
Heilpraktiker, Mönchengladbach).

Zuviel essen ist eine falsche Ernährungsweise, deren negative Auswir-kungen jeder von uns schon einmal mehr oder weniger sofort zu spüren bekam. Zum chronischen Vielfraß ist man nicht geboren, sondern erzo-gen worden. Oft werden schon im Kindesalter die Weichen für eine chronische Fehlernährung, z.B. durch einseitige und häufige Fastfood-Ernährung, mit all ihren schädlichen Folgen wie Übergewicht, erhöhtes Herzinfarktrisiko und alle Symptome des RDS, wie Gastritis, Sodbrennen, Durchfall, Verstopfung usw. gestellt. *Essen Sie deshalb ab jetzt nur, wenn Sie wirklich Hunger haben. Geben Sie nicht gleich dem kleinsten Appetit nach. Und essen Sie bei einer Mahlzeit nur so viel, dass Sie immer noch etwas essen könnten.*

Länger und mit mehr Genuss:

Heute, wo niemand mehr Zeit hat, nimmt man sich oft nicht einmal mehr fürs Essen genügend Zeit. Dabei ist langes, gründliches Kauen und Einspeicheln die beste Voraussetzung für einen reibungslosen Verdauungsablauf. Richtiges Essverhalten muss geübt werden! Kauen Sie jeden Bissen 20–30 mal. So wird er gründlich eingespeichelt und schon im Mund gut vorverdaut. Auf diese Weise wird der Verdauungstrakt möglichst weitgehend geschont. Durch richtiges Einspeicheln des Speisebreies nehmen Sie mit jedem Bissen sogar Heilnahrung für ihren Darm zu sich, *denn Speichel heilt!*

Fasten hilft richtig essen lernen

Bevor ich lernte, mich bewusster zu ernähren, also von dem Zeitpunkt ab dem ich wieder selbst bestimmen konnte, wann ich besser mit dem Essen aufhören sollte, (also kurz vor dem Sattwerden), habe ich eine zeitlang gefastet. Dieses Heil-Fasten konnte ich mit der Mayr-Kur, (siehe Kapitel *Fasten als Therapie-Grundlage)* am besten und wirkungsvollsten durchführen. - *Klicken* Sie sich jetzt bitte nicht gleich aus dem Programm, wenn Sie Mayr-Kur hören. Sie müssen ja nicht gleich Bittersalz trinken und trockene Brötchen essen (selbst das ist nichts Unangenehmes, im Gegenteil) um das wichtigste zu erfahren, das man bei der Mayr-Kur wieder erlernt - nämlich *richtig essen.* Ich kann durch das bewußte lange Essen nach *Mayr* jetzt wieder alle Nahrungsmittel und Getränke, bis auf die ohnehin verbotenen, wieder gut vertragen, ohne die bekannten Beschwerden und ohne Medikamente.

Hören Sie auf Ihren Körper!

Alle Symptome des Reizdarmsyndroms sind im Grunde genommen Warnzeichen des Körpers. Sie zeigen eine Reaktion, die uns auf natürliche Weise meldet, dass *irgendetwas* mit unserem Verdauungsapparat oder mit der Ernährung nicht in Ordnung ist. Die Symptome Erbrechen oder Durchfall z.B. sind eigentlich der schnellste Weg um den Körper von Giftstoffen zu befreien. Um der kurzfristigen Schmerz- oder Krampflinderung wegen (die immer stärkere Dosierungen erfordert) verbauen wir uns letztendlich selbst den Weg, die Alarmsignale des Körpers richtig zu deuten und uns entsprechend vernünftig zu verhalten, vernünftig zu ernähren.

Ärzte und Patienten

Es gibt nur wenige gute Ärzte. - Diesen eindrucksvollen Satz stellte während eines Kuraufenthaltes meine Ernährungsberaterin an den Anfang ihres Vortrages. Diesen Satz habe ich seitdem nicht mehr vergessen. Erst einige Jahre später verstand ich seine volle Bedeutung. Bis dahin war für mich, wie für viele andere auch, die ihre Gesundheit überwiegend von der Einnahme von Medikamenten abhängig machen, derjenige Arzt ein guter Arzt, der mir viele und möglichst teure Medikamente verordnete. Ein solch vermeintlich *guter* Arzt rezeptiert Ihnen die ganze Palette der Symptom-Medikamente gegen Magenschmerzen, Übelkeit und Sodbrennen, gegen Völlegefühl, Durchfall, Verstopfung und Bauchkrämpfe. Anschließend verschreibt er Ihnen dann auch noch Medikamente gegen die Nebenwirkungen dieser Medikamente, die oft die Symptome noch verstärken, gegen die sie eigentlich gedacht waren.

Die Aussage meiner Ernährungsberaterin von damals aus der Kur möchte ich heute aber noch mit einem Zusatz ergänzen: Es gibt außer den wenigen guten Ärzten aber auch sehr wenige einsichtige Patienten! In diese Aussage möchte ich mich selbst mit einschließen, zumindest für die Zeit, in der meine Abhängigkeit von Magen-Darm-Medikamenten sehr viel stärker war, als der Wille, das Reizdarmproblem *über die richtige Ernährung* anzugehen. Sie sehen also, auch ich kenne mich mit dem „Jonglieren" mit den verschiedensten Medikamenten und den vermeintlich dazugehörigen Symptomen bestens aus. Aber gerade dieses ständige „Jonglieren" mit den verschiedensten Medikamenten brachte mich dann dazu, diesen Teufelskreis zu durchbrechen und das Problem endlich sinnvoller lösen zu wollen, vor allem aber nicht mehr mit diesem verdammten täglichen Tablettenkonsum.

Die Grenzen des „Pillenschluckens" - Verführung durch Werbung

Die Gefahr, die Folgen unserer Fehlernährung mit Medikamenten zu behandeln, ist in den letzten Jahrzehnten in der Bevölkerung gewaltig angestiegen. Daran hat auch die Werbung für Medikamente in den Medien einen ganz erheblichen Anteil. Wenn man nämlich der Werbung glauben soll, scheint es furchtbar leicht zu sein, sich mit Arzneimitteln gesund zu erhalten oder wieder gesund zu werden. Man braucht ja nur die entsprechende Tablette oder Kapsel einzunehmen. Was uns hier vorgegaukelt wird ist natürlich ein Trugschluss, der sich schon oft gerächt hat. Nach Einnahme entsprechender Mittel kann sich der Krankheitsverlauf zeitlich sogar wesentlich verlängern.

Als verwerflich finde ich zum Beispiel Fernseh-Werbung, die rasche *Hilfe* bei Ernährungs- bzw. Diätfehlern verspricht. Hier wird dem Diätsünder mit psychologischem Geschick suggeriert: *Wenn Du „gesündigt" hast, dann greife nur zu diesem oder jenem Mittel und gleich sind Deine Probleme gelöst.* Wie gefährlich das sein kann, zeigt zum Beispiel, dass bei längerem Gebrauch dieser Mittel nicht selten, außer den ohnehin möglichen Nebenwirkungen sogar eine Verschlimmerung des ursprünglichen Krankheitsbildes eintreten kann. Der Magen wird z.B.: zu ständig neuer Säurebildung geradezu gezwungen, besonders dann, wenn der Patient weiterhin nicht auf alkoholische und kohlensäurehaltige Getränke sowie auf Bohnenkaffee und Nikotin verzichtet. Warum wohl ist besonders vor und nach Feiertagen wie Weihnachten, Silvester, Karneval und Ostern die Werbung für Magen-Darmmittel besonders aktiv? Weil sich die Pharmaindustrie an diesen Tagen besonders gute Absatzchancen für ihre Produkte erhofft, die Beschwerden beseitigen sollen, die auf reine Ernährungsfehler zurückzuführen sind. Diese Beispiele sollen deutlich machen, wie oft und unüberlegt wir schon bei diesen selbstverschuldeten Magen- oder Bauchschmerzen zur *schnellen Lösung*, zur Tablette greifen. Damit aber handeln wir uns langsam aber stetig nicht nur eine chronische Medikamenten-Abhängigkeit ein, sondern es ist auch oft der Beginn des sich über Jahre schleichend entwickelnden chronischen Reizdarmsyndroms. Wer seine Unbeherrschtheit im Essen und Trinken auf diese Art und Weise auf seinen Magen und Darm abwälzt, der braucht sich nicht zu wundern, wenn ihn eines Tages der Reizdarm chronisch quält und er aus dem Teufelskreis der Arzneimittelabhängigkeit nicht mehr heraus findet.

Alle laufen zum Arzt und verlangen nach Medikamenten. Medikamente, die in diesem fortgeschrittenen Stadium der Fehlernährung leider keine Heilmittel sein können, sondern nur noch künstliche Verlängerer des eigenen ungesunden Zustandes. Auch ich war jahrelang abhängig von Symptom-Medikamenten und kannte jedes Magen- und Darm-Mittel, besonders aber deren Nebenwirkungen. Gegen Übelkeit und Sodbrennen schluckte ich z. B. Arzneimittel, die als Nebenwirkung wieder Durchfall erzeugten. Auch ich sah damals in diesen Medikamenten eine *schnelle Hilfe*, bis ich es dann in höchstem Maße satt hatte, diese *künstliche Gesundheit* mit immer mehr Pillen und Tropfen, mit immer mehr Nebenwirkungen, täglich aufs Neue erwerben zu müssen. Auf Dauer konnte es so nicht weitergehen und ich suchte Hilfe im alternativ-medizinischen Bereich (siehe Kapitel Fasten als Therapie-Grundlage).

Umdenken ist gefragt!

Streben Sie unbedingt die konsequente Entwöhnung des Laborierens an den Symptomen mit Medikamenten an, denn sonst ändert sich nämlich nichts in Ihrem Ernährungsverhalten. Gerade das RDS ist besonders dafür geeignet, alles *über die richtige Ernährung* zu versuchen und nicht mehr wie bisher über die Apotheke.

Ich möchte Ihnen dabei helfen, einen Lernprozess in Gang zu setzen, der Sie aus den alt eingefahrenen Gleisen Ihrer Medikamenten-Hörigkeit und Medikamenten-Abhängigkeit befreit. Überwinden Sie das alte Denken, dass bei einer Therapie immer gleich Medikamente im Vordergrund stehen müssen. Das gilt grundsätzlich auch für viele andere Krankheiten, bei denen mehr Selbstverantwortung angebracht wäre. Befreien Sie sich von der alten Gewohnheit und der weit verbreiteten Ansicht, dass man sich vom Doktor immer etwas *Gutes,* etwas *Starkes* verschreiben lassen soll. Gehen Sie lieber der Ursache Ihrer Erkrankung auf den Grund und *leben und essen Sie* bewusster und gesünder!

Nicht in die psychosomatische Ecke stellen lassen...

Weil für die Schulmedizin die Ursache für das RDS immer noch nicht erforscht ist, stellt man bei der allgemeinen Ratlosigkeit, die sich in erster Linie auf das Nichtvorhandensein *der Pille* gegen das RDS bezieht, das Problem und damit auch Sie selbst, lieber Patient, gerne in die *psychosomatische Ecke.* Aber genau dort gehören Sie mit ihrem Reizdarm überhaupt nicht hin, weil das RDS in den meisten Fällen nicht auf psychosomatische Ursachen zurückzuführen ist, sondern auf einen chronisch vergifteten Darm.

Es ist richtig, psychosomatische Symptome wie Aufregung, Angst, Wut, Trauer und Stress können die Symptome des RDS zwar verstärken, sind aber nicht so häufig der Auslöser für das RDS wie von der Schulmedizin gerne behauptet wird. Meist sind nicht Angst und Stress verantwortlich für das RDS, sondern das RDS selbst macht Angst und Stress! Diese Aussage haben viele meiner Mitpatienten, mit denen ich mich im Laufe der Zeit ausgetauscht habe, voll bestätigt und sie entspricht auch ganz meinen eigenen persönlichen Erfahrungen. Die RDS-Symptome selber lösen eher Schmerz und Krämpfe, Aufregung, Angst und Stress aus, als dies umgekehrt der Fall wäre. Es ist ja sogar so, dass Menschen mit Darmproblemen häufig unter schweren Depressionen leiden, denn beide stehen oft im Wechselspiel zueinander. Mit einer Fastenkur und der dazugehörigen gezielten Darmbehandlung, wie sie bei der Mayr-Kur z. B. erfolgt, natürlich ohne Psychopharmaka, könnten viele Patienten damit nicht nur ihre Depressionen heilen, sondern wären auch von ihren Darmproblemen befreit, dem Hauptgrund ihrer Depressionen.

Man hört immer wieder, dass jemand sagt, die ganze Aufregung und der Ärger sind mir auf den *Magen geschlagen*. Andere müssen in Stresssituationen häufiger die Toilette aufsuchen. Auch hier sind in den meisten Fällen nicht Angst und Aufregung die eigentliche Ursache für eine spontane Reaktion der RDS-Symptome, sondern der durch chronische Fehlernährung lange vorgeschädigte, vergiftete, empfindlich gewordene, *nervöse* Magen oder der chronisch gestresste Darm. Das aber bedeutet: Durch eine Behandlung etwa mit Beruhigungsmitteln ist auch in dieser Situation keine wirkliche Besserung oder Heilung des RDS zu erzielen. Dazu kommt, dass in den meisten Fällen bei Anwendung von Psychopharmaka die Wirkung, bezogen auf den Darm, in keinem Verhältnis zu den Nebenwirkungen und der Gefahr der Abhängigkeit steht. Begeben Sie sich also nicht vorschnell in eine psychosomatische medikamentöse Behandlung, denn Ihre Psyche ist in den meisten Fällen nicht der Auslöser für Ihr Reizdarm-Problem.

Viele Patienten machen zudem die Erfahrung, dass selbst sanfte Entspannungstechniken wie Yoga oder Autogenes Training, die für allgemeine Entspannung gut sein mögen, ihre Probleme mit dem Darm aber auf Dauer nicht lösen. Lassen Sie also deshalb keinesfalls von Ihrem Arzt aus Ihrem Reizdarm-Syndrom ein psychosomatisches Syndrom machen. Damit verschieben Sie nur Ihre Heilungsschancen um Wochen, um Monate oder gar für immer.

Für mich wäre in diesem Zusammenhang dann schon eher die Frage inwieweit die Psyche auf unser Ernährungs- bzw. insbesondere auf unser Essverhalten Einfluss hat, und dass aus dieser Erkenntnis heraus, z.B. das *Maßhalten beim Essen,* besser steuerbar wäre. Das wäre so ein Punkt an dem ich mir vorstellen könnte, dass psychosomatische Therapie auf dem Gebiet des RDS erfolgreich arbeiten könnte, natürlich ohne Medikamente.

Verwirrung durch Internet-Infos

Mit zunehmender Sorge verfolge ich nun schon seit geraumer Zeit die unterschiedlichsten, oft gegensätzlichen Therapievorschläge für das RDS im Internet. Bei Google oder auch in anderen Suchmaschinen finden Sie heute ein unübersehbares Angebot an RDS-Therapien, die, wie sollte es auch anders sein, überwiegend durch den Einsatz von Medikamenten erfolgen sollen. Andere Möglichkeiten, wie z. B. die Ernährung, spielt auch hier eine wesentlich geringere Rolle. Aus diesem Überangebot an RDS-Informationen, das den einzelnen Patienten eher verwirrt, als daß es ihm nützt, habe ich eines für mich daraus gelernt, nämlich, wenn ich alle diese Medikamente, die dort empfohlen werden ausprobieren wollte, bin ich selbst in einigen Jahren mein RDS-Problem noch nicht los. Diese unüberschaubare Fülle an sich widersprechenden Informationen hat zur Folge, dass der RDS-Ratsuchende sich am Ende frustriert zurückzieht, weil er auch auf diesem Wege offensichtlich nicht erfahren kann, was denn nun das Beste für ihn ist, ohne dass sein empfindlicher Darm nicht noch mehr Schaden nimmt.

Auch diese neuen Medikamente werden nichts anderes sein können, als ein Laborieren an den Symptomen, aber keine wirkliche Heilung bewirken, ganz zu schweigen von den Nebenwirkungen, die mit Sicherheit auch hier wieder eintreten werden. Wirklich geheilt ist man nur, wenn man nicht mehr von Medikamenten abhängig ist. Einige Arzneimittel, ohne sie hier noch einmal namentlich zu benennen, mußten wegen ihrer schädigenden Wirkung wieder vom Markt genommen werden. Und Magnesium und Vitamine sind auch keine Allheilmittel für alle RDS-Patienten. Fast alle Symptom-Medikamente, haben ihre typischen Nebenwirkungen. Nur darauf können Sie sich wirklich verlassen.

Was reizt den Darm?

Alleine durch das Weglassen bestimmter Nahrungs- und Genussmittel, sowie die konsequente Beachtung folgender Ess- und Ernährungsregeln werden Sie schon nach kurzer Zeit einen Großteil Ihrer Beschwerden wieder los sein. Sie sollten jetzt Ihrem Verdauungstrakt, der ständig so viel leisten muss, eine Erholungspause gönnen, in der Sie ihn in Zukunft vor allen *reizenden* Nahrungs- und Genußmitteln bewahren.

Unter den Millionen RDS-Patienten neigen die einen mehr zur Obstipation (Verstopfung), die anderen mehr zu Durchfall. Andere wiederum haben den Bauch voller Blähungen oder leiden unter Darmkrämpfen. Die nachstehende Liste, die nicht den Anspruch auf Vollständigkeit erhebt, soll demjenigen, der Gesundung von den Symptomen des Reizdarms über die richtige Ernährung anstrebt, eine Übersicht bieten, an die er sich je nach Schwerpunkt seiner Symptome ganz besonders in der Heilphase konsequent richten sollte:

- *Vorsicht: Säuren!*
- Kein Bohnenkaffee *(besonders bei Durchfallneigung, Übelkeit)*
- Kein Bier *(s.o.)*
- Kein Wein *(s.o.)*
- Keine Spirituosen *(s.o.)*
- Keine kohlensäurehaltigen Getränke - auch kein kohlensäurearmes Mineralwasser .
- Keine stark gezuckerten Softdrinks wie Cola, Limo usw. *(besonders bei Verstopfungsneigung)*
- Keine Obstsäfte mit ihren Zuckern und Säuren *(Durchfallneigung)*
- Keine Sauermilchprodukte: Kein Joghurt, kein Quark, kein Kefir *(Durchfallneigung)*

Das Reizdarmproblem, oft auch hervorgerufen durch *unbewußte* Ernährungsfehler, ist auch ein Produkt chronischer Übersäuerung des Magen-Darm-Trakts. Daher braucht man sich auf Dauer über einen streikenden Darm nicht zu wundern, wenn alleine durch Bohnenkaffee und kohlensäurehaltiges Mineralwasser täglich literweise Mengen an Kaffeesäure und Kohlensäure konsumiert werden. Die chronische Übersäuerung des Darminhalts, verstärkt durch Kaffeesäure und kohlensäurehaltige Getränke, hat bei empfindlichen Darmpatienten zur Folge, dass die Darmflora geschädigt wird und die Darmschleimhaut ständig entzündet und gereizt wird. Der Darm wird immer träger, so dass er gar nicht mehr fähig ist, den Nahrungsbrei weiter zu transportieren.

***Achten Sie bitte deshalb besonders
auf eine gesunde Darmflora
und
auf eine gesunde
(nicht entzündete) Magen-/Darmschleimhaut***
(das ist schon die halbe Miete)

Tagebuch anlegen:

Was vertrage ich: Was vertrage ich nicht

Viel Trinken

ist richtig – aber es kommt auch sehr darauf an,
was man trinkt! –

Für RDS`ler ist am besten

kohlensäurefreies, stilles
Mineralwasser

Sogenannte Heilwasser haben meist eine abführende Wirkung.

Vorsicht: Säurelocker!

- Keine Schokolade
- Nichts Eingebranntes, Paniertes, Gebackenes, Schweineprodukte
- Keine scharfen Gewürze
- Keine Chilischoten und Cayennepfeffer
- Vorsicht bei Fabrikzucker, zuckerhaltigen Speisen, Süßigkeiten, Marmelade, Marzipan, Pralinen, Kakao, Kuchen
- Kein Speiseeis
  Speiseeis als gesundes Lebensmittel zu bezeichnen, was immer wieder behauptet wird, hält Sven David Müller von der Gesellschaft für Ernährungsmedizin & Diätetik (D.I.E.T.) für gewagt. So müssen Allergiker auf Zusätze wie Farb-, Aroma- und Konservierungsstoffe sowie Geliermittel achten. Vor allem aber sei die kalte Süßigkeit reich an Kalorien, Zucker, tierischen Fetten und Cholesterin.

Vorsicht: Belastendes

- Keine konservierte Nahrung

Konservierte Nahrung ist entweder schon einmal erhitzt oder mit Konservierungsmitteln versetzt worden. Im ersten Fall enthält sie nur noch wenig Vitamine, im zweiten Fall wird das Verdauungssystem durch Stoffe belastet, die Antibiotika-ähnlich wirken und Allergien auslösen können.

- Kein fettes Fleisch, fette Wurst, kein fetter Bratfisch
- Keine dunkel ausgebackenen Nahrungsmittel.

Rauchen/Nikotin

Daß das Rauchen sogar tödlich sein kann, nehmen scheinbar immer noch viele Menschen in Kauf. Bei vielen von ihnen beginnt die schädigende Wirkung des Nikotins im Magen-Darmtrakt, bis hin zum Magengeschwür und Magen-Darm-Krebs. Aber auch eine chronische Gastritis, ausgelöst durch Nikotin kann zu einem chronischen Reizdarm führen.

Um die Acrylamid-Gehalte bei der häuslichen Zubereitung von Lebensmitteln zu vermindern, an dieser Stelle einige Tipps, die nicht zuletzt auch für RDS-Patienten von Interesse sein können, auch wegen der besseren Bekömmlichkeit.

Acrylamid entsteht, wenn beim Backen, Braten, Grillen und Frittieren Asparagin (Eiweiß) und Zucker (Stärke) im Lebensmittel vorkommen und die Temperatur der Zubereitung über 170° C beträgt, sowie, wenn zuwenig Wasser vorhanden ist.

Deshalb:

Pommes Frites nur goldgelb erhitzen.

Frittierzeit und Temperatur (175° C) nicht überschreiten.
Braten mit Margarine.

Für das Braten von Bratkartoffeln aus rohen Kartoffelscheiben, Reibekuchen und ähnlichem in der Bratpfanne sollte Margarine statt Öl verwendet werden. Bratkartoffeln sollten am besten aus gekochten Kartoffeln zubereitet werden.

Salzkartoffeln sind verträglicher als Speckkartoffeln!

Vorsicht: Milchprodukte

Außer der in Milch- und Sauermilchprodukten enthaltenen Säure stellt Milch ohnehin eine besondere Herausforderung für unseren Körper dar. Zwar ist die Muttermilch für Babys, ob Mensch oder Tier, die gesündeste Ernährungsweise, aber unser Verdauungsapparat ist nicht zur Milchverdauung geschaffen. Das wichtigste Enzym für die Milchverdauung ist die Milchzucker-spaltende Lactase. Bei den meisten Menschen ist schon ab dem 3. Lebensjahr keine Lactase mehr vorhanden, was die häufige Milchzuckerunverträglichkeit erklärt. *Selbst Kühe trinken keine Milch - nur Kälber. (Allan Carr).*

Milch enthält außerdem das Eiweiß Kasein, welches im Magen gerinnt und große, zähe Klumpen bildet, die schwer zu verdauen sind. Kuhmilch enthält 300 mal mehr Kasein als menschliche Muttermilch.

Vorsicht: Blähendes

- Keine dunklen und frischen Brote/Brötchen, Schwarzbrot
- Keine Bratkartoffeln oder fette Pommes
- Keine blähenden Speisen, Kohlgemüse, Hülsenfrüchte
- Keine Rohkost, Salate, Sauerkraut

Meist wird von den Ärzten eine ballaststoffreiche Ernährung empfohlen. Dies ist für RDS-Patienten nicht zu empfehlen, weil Ballaststoffe Blähungen verursachen und weil Körner beim Verdauungsprozeß ständig an der Darmschleimhaut reiben und sie reizen.

Es scheint so, als ob eine gewisse Trennkost für RDS-Kranke nützlich sein kann. Allen Carr, der Autor des Buches: *Nie wieder Übergewicht,* sagt dazu:

„Im Magen werden säurehaltige Verdauungssäfte produziert um das Eiweiß zu verdauen. Die für das Aufspalten von Kohlehydraten nötigen Verdauungssäfte sind basisch. Wenn Sie eine Lauge mit einer Säure mischen, sie neutralisieren sich gegenseitig. Das Ergebnis ist, dass weder Fleisch noch Kartoffeln verdaut werden. Der Magen hat dadurch eine unlösbare Aufgabe. Er produziert noch mehr Säuren, die dann durch noch mehr Laugen neutralisiert werden. Das Ergebnis ist Stagnation, Sodbrennen, und Verdauungsstörungen. Wenn wie bei einer üblichen Mahlzeit noch andere Nahrungsmittel in den Magen-Darm-Trakt hinzukommen, ist das Chaos perfekt. Was dann folgt ist uns allen bekannt." (Zitat: Allen Carr)

Wir essen meist zu viele verschiedene Nahrungsmittel bei einer Mahlzeit. Oft sogar mit einem Bissen. Gut wäre, wenn
man höchstens 2 konzentrierte Nahrungsmittel bei einer Mahlzeit zu sich nehmen würde. Also:

- Keine kohlenhydrathaltige Kost mit eiweißhaltiger Kost, z.B. Fleisch oder Fisch zusammen mit Kartoffeln, Reis oder Nudeln.
  Aber:
  Gemüse mit Fleisch oder Fisch. Oder Gemüse mit Kartoffeln, Nudeln oder Reis.

- Kein Obst zusammen mit anderen Nahrungsmitteln!
  Obst nur, wenn der Magen leer ist! Daher Obst <u>nur morgens</u> essen, <u>auf keinen Fall abends!</u>

Diese lange Liste der zu meidenden Nahrungs- und Genussmittel löst jetzt bei manchen Patienten auf den ersten Blick sicher einiges Unbehagen aus, weil sie glauben, jetzt auf alles verzichten zu müssen. Und es wird so mancher sagen, jetzt darf ich ja gar nichts mehr essen. Stimmt! Für eine bestimmte Zeit wäre es das Beste für Sie, wenn Sie sich zu einer Heilfasten-Kur entschließen könnten, damit Sie danach wieder alles essen und trinken und auch wirklich vertragen können – ohne Beschwerden – ohne Medikamente!

Der Erfolg der Therapie über die richtige Ernährung hängt während der Heilphase ganz entscheidend vom konsequenten Weglassen der bestimmten Nahrungs- und Genussmittel sowie der Einhaltung der bereits erwähnten Ess- und Ernährungsregeln ab.

<u>Entwickeln Sie Ihre persönliche Heil-Nahrung.</u>

Diese besteht aus nichts anderem als aus den Nahrungsmitteln, die Sie unter Verzicht auf die vorher beschriebenen nun zu sich nehmen, unter Berücksichtigung der Nahrungsmittel, die Sie für sich individuell getestet haben.

Auf diese Weise werden Sie immer länger ohne Schmerzen, ohne Krämpfe, ohne Symptom-Medikamente d.h. ohne Reizdarm-Symptome leben können.

<u>Doch Vorsicht!</u>

Bei Nichteinhaltung der Verbote und Gebote droht ein Rückfall, oder es gelingt Ihnen erst gar nicht, die völlige Beschwerdefreiheit zu erreichen.

Darmkiller Kaffee

Dem Kaffeetrinken widme ich in diesem Manuskript ein eigenes Kapitel, weil ich selbst aus jahrelanger Erfahrung weiß, wie unverträglich das Trinken von Bohnenkaffee für Magen-Darm-Kranke sein kann, besonders für Reizdarmpatienten, die überwiegend an Durchfall und Übelkeit leiden. Wenn schon der Bohnenkaffee bei bestimmten RDS-Patienten, die überwiegend an Obstipation leiden, einen weichen Stuhl hervorruft, um so mehr ist das bei Menschen der Fall, die mit Durchfall oder zumindest mit breiigen Stühlen zu tun haben. Auf die negativen Auswirkungen des Kaffee-, Alkohol- und Nikotinkonsums auf die Hypersensibilität des Darms auf Reize und eventuelle mikroskopische Entzündungen bei RDS-Patienten wird immer wieder hingewiesen.

Da der Bohnenkaffee für viele Menschen wegen seines angeblich *guten* Geschmacks und der anregenden Wirkung von großer Bedeutung ist, können sich die meisten nur schwer von ihm trennen. Jeder Reizdarmpatient muss aber selbst für sich abwägen, was ihm wichtiger ist, die morgendliche meist nur kurzfristige Anregung durch den Kaffee, oder den ganzen Tag die Nebenwirkungen des Kaffees wie Übelkeit, Durchfall und Bauchkrämpfe zu ertragen. Die im Kaffee enthaltenen Reizsubstanzen Merkaptan und die Chlorogensäure, nur zwei von vielen anderen Inhaltsstoffen und Säuren, die sich im Kaffee befinden, sind hauptverantwortlich für die Reizung der Darmschleimhaut und der Darmnerven, mit den typischen Symptomen des RDS.

Um diese These zu belegen, hier ein Ausschnitt aus dem Buch von *Dr. Bruker, Vom Kaffee und seinen Wirkungen: „Es besteht weitgehend Übereinstimmung darüber, daß Bohnenkaffee im Stande ist, Magen,- Leber,- Gallen- und Darmkranken Unverträglichkeitserscheinungen hervorzurufen, die zum Teil unmittelbar durch die Reizstoffe Merkaptan und Chlorogensäure zustande kommen. Hier ist ein deutlicher Unterschied zwischen Kaffee und Tee zu erkennen. Das ist ein weiteres Indiz dafür, dass den Röstprodukten die Unverträglichkeit seitens der Verdauungsorgane anzulasten ist. Es kommt zu erhöhter Sekretion des Magens und subjektiv zu Sodbrennen, Völlegefühl und Übelkeit. Die Peristaltik des Darms wird angeregt, die sich am Darm bis zur Diarrhoe (Durch-*

fall) steigern und zu Koliken führen kann. Milchzusatz oder Filtern des Kaffees ändern daran nichts.

Für viele Menschen scheint es zunächst bequemer Ernährungsfehler, als solchen bezeichne ich auch das Kaffeetrinken, weiter bestehen zu lassen. Früher oder später zeigt es sich aber, dass man nicht ungestraft seinen Problemen ausweichen kann. Es ist deshalb wichtig, die Rolle des Genussmittels Kaffee als untaugliche und gefährliche Scheinlösung zu durchschauen." (Zitat Ende).

Unter den Reizdarmpatienten, die glauben, mit Beruhigungsmedikamenten das Reizdarmsyndrom besser in den Griff zu bekommen, sind sehr viele Kaffeetrinker. Ist es aber nicht geradezu widersinnig, sich auf der einen Seite mit Bohnenkaffee aufzuputschen und auf der anderen Seite Beruhigungsmedikamente zu sich zu nehmen?

Ein Beispiel von Dr. Bruker soll das verdeutlichen: *Eine alte Dame beklagte ständig, dass sie nachts nicht einschlafen könne. Auf den Einwand, dass der mangelhafte Nachtschlaf sicherlich auch auf ihren ausgedehnten 2-stündigen Mittagsschlaf zurückzuführen sei, reagierte sie mit Unverständnis. Außerdem war bekannt, dass sie stets nach dem Mittagsschlaf mindestens 2 Tassen Bohnenkaffee trank.*

Wen wundert es, dass die alte Dame abends nicht einschlafen konnte! Genauso uneinsichtig wie diese alte Frau verhalten sich auch immer noch viele RDS-Patienten.

Ich könnte es mir nun an dieser Stelle so einfach machen wie viele Ärzte, die ihren Patienten mehr gewohnheitsmäßig als wirklich ernsthaft raten, weniger Kaffee zu trinken, dann aber doch wie gewohnt zum Rezeptblock greifen um ein Mittel gegen Gastritis zu verschreiben. Sich den Kaffee wirklich abzugewöhnen wird durch die halbherzige Therapie vieler Ärzte bestimmt nicht auf fruchtbaren Boden fallen. Genauso wichtig wie die Forderung, sich das Kaffeetrinken abzugewöhnen, ist es aber gleichzeitig notwendig einen gesunden *Ersatz* parat zu halten. Zur morgendlichen Ankurbelung des Kreislaufs stellt der Grüne Tee eine gesunde Alternative zum Kaffee und zum Schwarzen Tee dar.

Grüner Tee - statt Kaffee

Viele Mediziner behaupten, dass Bohnenkaffee und Mineralwasser im allgemeinen gut verträglich seien. Vor allem in Bezug auf das RDS kann ich diese Meinung ganz und gar nicht teilen. Die Aufnahme von zusätzlicher Kaffee-Säure und Kohlensäure in den ohnehin chronisch übersäuerten Magen-Darm-Trakt ist einer der Gründe für das Unwohlsein, das schon früh morgens beginnt. Säure, die ätzend auf die Darmschleimhaut, die Darmflora und die Darmnerven einwirkt, löst akute Schmerzen und Krämpfe aus. Die Darmmuskulatur reagiert mit Überreaktion. Die Folgen sind uns bekannt.

Um dem Problem der Übersäuerung des Magen-Darm-Traktes durch den morgendlichen Kaffeegenuss zu entgehen, entdeckte ich vor ein paar Jahren rein zufällig den Grünen Tee, der nicht nur den Kreislauf ankurbelt, sondern mir seitdem zum einzigen wirklich wirkenden Heilmittel gegen Übersäuerung des Magen-Darmtrakts schlechthin geworden ist.
Der Tee-Experte Kim da Silva mokiert sich in seinem Buch „Richtig essen zur richtigen Zeit" über den Kult um den schwarzen Tee: „Es gibt zwei Volksgruppen, die überhaupt keine Ahnung vom schwarzen Tee haben, das sind die Ostfriesen und die Engländer. Da die geschmacklichen Verirrungen dieser beiden Volksgruppen sozusagen marktbindend sind, erhalten wir einen Tee, den man in Ziegeln gepresst am besten nur noch verheizen sollte. Er hat absolut nichts mit dem zu tun, was uns kompetente Länder mit ihrer langen Teetradition vermitteln wollen."

Der uns geläufige schwarze Tee ist das Produkt einer bakteriellen Verwandlung. Die grün geernteten Teeblätter werden „fermentiert", d.h. spezielle Mikroorganismen verändern seine Inhaltsstoffe und verursachen die Schwarzfärbung. Dabei aber gehen die Gerbstoffe, die wichtigsten biologischen Bestandteile des Tees, verloren. Bei der Herstellung von grünem Tee werden die Teeblätter hingegen durch feuchte und trockene Hitze stabilisiert. Sie zerstört die Enzyme, was den Fermentierungsprozess verhindert. Die wertvollen Gerbstoffe bleiben erhalten
.

Grüner Tee ist unter dem Aspekt kreislaufanregend und gesundheitsfördernd (durch Mineralien und Vitamine) nicht nur bester Ersatz für Bohnenkaffee, sondern im Gegensatz zu ihm sogar ein echtes Heilmittel bei Magen-Darm-Beschwerden. Über Geschmack lässt sich bekanntlich nicht streiten. Aber einem Magen-Darm-empfindlichen Menschen schmeckt der Grüne Tee ohnehin besser als der bittere Bohnenkaffee, und die Verträglichkeit und die Wirksamkeit sind im allgemeinen sehr gut, wenn er richtig zubereitet wird.

Was alles durch ein paar Tassen Tee gestärkt oder, wie Kim de Silva es ausdrückt, *balanciert* wird, haben Wissenschaftler in der ganzen Welt in den letzten zehn Jahren gründlich erforscht. So haben die Gerbstoffe, neben ihrer Funktion als Binder des im Tee enthaltenen Coffeins eine natürliche Heilwirkung bei Magen- und Darmbeschwerden und wirken außerdem blutdrucksenkend. Neben den Gerbstoffen enthält Grüner Tee auch noch eine Reihe von Spurenelementen, die eine positive Wirkung auf den Körper haben, außerdem Mineralstoffe und Vitamine.

Der Grüne Tee kann also für RDS-Patienten in mehrfacher Hinsicht von Nutzen sein: Bester Ersatz für Bohnenkaffee, was die morgendliche Anregung des Kreislaufs betrifft.

Bester Ersatz für kohlensäurehaltiges Mineralwasser, weil ausreichend Mineralstoffe im Grünen Tee vorhanden sind und außerdem noch Vitamine.

Der Grüne Tee wirkt im Gegensatz zum Kaffee sogar <u>heilend</u> auf den Magen-Darm-Trakt, weil er alkalisch, also säurebindend ist und den Magen-Darm-Trakt nicht angreift, sondern schützt.

Symptom-Medikamente

Weil Ihnen die von Ihrem Arzt verordneten Symptom-Medikamente entweder nur kurzfristig oder meist gar nicht helfen, heißt es bei Ihrem nächsten Arztbesuch fast immer: *dann müssen wir evtl. die Dosis erhöhen, oder ein anderes Medikament ausprobieren.* Das finden Sie im Augenblick zwar gut, bis Sie dann spätestens nach 2-3 Wochen wieder merken, dass auch diesmal nicht die gewünschte Beschwerdefreiheit eintraf, und sie werden auf Dauer immer unzufriedener.

Mein Rat dagegen lautet:

Gehen Sie den umgekehrten Weg. Befreien Sie sich radikal von Ihrer Arzneimittelabhängigkeit und gehen Sie lieber der Ursache auf den Grund, anstatt ein Leben lang zu laborieren; vor allem, weil sich sonst in Ihrem Ernährungsverhalten nichts ändert. Gerade das RDS ist besonders geeignet, alles über die richtige Ernährung zu versuchen und nicht mehr über die Apotheke.

Symptom-Medikamente sind zum Beispiel:

Antacida, Spasmolytika, Abführ- und Durchfallmittel usw. Sie kennen bestimmt die meisten davon zur Genüge. Vorsicht auch bei Rheuma-, Schmerz- und Grippemitteln usw. Sie haben meist Nebenwirkungen, die ein Reizdarmpatient nur selten verträgt. Diese Mittel können als Nebenwirkungen zum Beispiel noch mehr Übelkeit, Durchfall, Blähungen, Bauchschmerzen und Darmkrämpfe verursachen. Schauen Sie sich doch die Liste der Nebenwirkungen auf dem Beipackzettel nur an, die nehmen darauf meist den größten Raum ein.

Ballaststoffe

Dem ohnehin erschlafften Reizdarm (Dünn- und Dickdarm) dürfen keinesfalls mechanische Reize etwa durch Rohkost, Schrotbrote, Schwarzbrot oder Müsli hinzugeführt werden. Dies würde eine schwere Kontraindikation bedeuten. Den erschlafften, oder auch den in Übererregung befindlichen Verdauungsapparat *mit grober Kost aufzustacheln, kommt einer Behandlung mit dem Reibeisen gleich* (G. Brück) und führt zu übersteigerter Arbeitsintensität, Schmerzen und Krämpfen. Ballaststoffe können auch Blähungen verursachen.

Die Symptome

Blähungen

zählen beim RDS-Patienten neben Darmkrämpfen zu den schmerzhaftesten, gleichzeitig aber auch zu den am wenigsten untersuchten Symptomen des RDS. Durch den mit Darmgasen aufgefüllten Darm wird dieser prall und steif, und lässt zuletzt keine Bewegungen mehr zu. Die Folge sind anhaltende spastische Darmkrämpfe. Erzeugt werden die Blähungen (Meteorismus) durch falsche Ernährung sowie falsches Essverhalten, Fäulnisbakterien, Giftstoffe, gestörte Darmflora usw.

Blähungen werden unter anderem verursacht durch:
Bohnenkaffee, kohlensäurehaltige Getränke, Bier, Obstsäfte, Zucker, Trauben, Hülsenfrüchte, Kohlgemüse und Milch, besonders wenn sie kalt „hinuntergeschüttet" wird.

Sogenannte Karminativa (Wirkstoff gegen Blähungen), wie Carminativum-Hetterich, oder blähungstreibende Tees aus Pfefferminzblättern, Pfefferminzöl, Kalmus und Kümmel können trotz der natürlichen Herkunft auch Nebenwirkungen haben und sind deshalb für Reizdarmpatienten nur individuell zu empfehlen. Sogenannte *Entschäumer* haben wohl weniger unerwünschte Nebeneffekte, aber auf ihre Wirkung wartet man oft vergebens.

Vermeiden Sie unbedingt blähende Nahrung und Getränke, denn auch hier gilt: Blähendes vermeiden ist besser als Blähungen zu bekämpfen.

Durch langes Einspeicheln der Nahrung vermeiden Sie Blähungen, sie entstehen erst gar nicht!

Durchfall

Durchfall, auch im Wechsel mit Verstopfung, kommt beim RDS häufig vor. Mit Heilfasten, Tee (ohne Zucker) und Zwieback, später Banane mit zerriebenem Apfel kann man auch einen akuten, infektiösen Durchfall ziemlich schnell beheben. Ein guter Tee bei chronischem Durchfall ist: 1 TL Frauenmantel, 1TL Odermennig, 1 TL Gänsefingerkraut, 1 TL Schwarzer Tee. Hier gleich mit der chemischen Keule loszuschlagen, d. h. durch Einnahme des Wirkstoffes Loperamid halte ich aus persönlicher Erfahrung für nicht notwendig.

Bei chronischem Durchfall sollte zuerst der Arzt klären, ob es sich tatsächlich um Durchfallneigung handelt, oder ob eventuell sogar eine chronische Darmträgheit Gärungserscheinungen (Dyspepsien) im Darm hervorruft, die auch für durchfallartigen Stuhlgang verantwortlich sein können. Auch bei den sogenannten *nervös bedingten* Magen-Darm-Beschwerden mit Durchfallneigung gelten die in diesem Buch beschriebenen Ess- und Ernährungsregeln, bei denen das Heilfasten, als wirkungsvolle und natürliche Therapie beim Reizdarm-Syndrom, ganz obenan steht. Man sollte außerdem nach einer evtl. Milchzuckerunverträglichkeit und nach einer evtl. bestehenden Zöliakie (Getreideunverträglichkeit) forschen. Immer jedoch sollte bei Durchfall der Flüssigkeitsverlust durch Wasser- und Teetrinken wettgemacht werden. Durch bestimmte Fehlabläufe sowie nach Darmoperationen können sich während des Verdauungsprozesses im Darm vermehrte Wasseransammlungen bilden, die dann auch zu durchfallartigem Stuhlgang führen können.

Verstopfung

Bei chronischer Verstopfung und chronischer Darmträgheit: Hände weg von Abführmitteln! Sie sind bei Frauen mit der häufigste Grund für ihr chronisches Darmleiden. Ausgesprochene Darmreizer sind Rizinusöl, Präparate aus Sennes-Blättern und verschiedene chemische Abfürmittel. Auch von Klistieren, denen aggressive Zusätze beigemischt sind, und von den alt bekannten pflanzlichen darmirrtierenden Abführmitteln ist abzuraten. Es gibt allerdings auch Fälle (zum Beispiel bei Diabetes) wo unverdauliche Zucker, auch bei längerfristiger Einnahme unbedenklich sein sollen.

Dauerhafter regeln Sie Ihre Verdauung über die richtige Ernährung (s. Kapitel Ernährung). Verringern Sie zum Beispiel auch den Fettgehalt Ihrer Nahrung. Denn Fett verzögert die Entleerung des Magens und verlangsamt die Darmbewegungen, was verstopfungsfördernd ist. Morgens nüchtern 1-2 Gläser leicht temperiertes Wasser trinken, das verdünnt die oft über Nacht entstandene Magensäure und hilft vielen Menschen ihre chronische Verstopfung zu kurieren. Jeder RDS-Patient sollte bei diesem weit verbreiteten Symptom noch besser Nägel mit Köpfen machen, weil durch das Heil-Fasten der Darm gereinigt, durchtrainiert und wieder leistungsfähig gemacht wird.

Auch hier gilt: Durch langes Einspeicheln wird der Nahrungsbrei so verflüssigt, dass auf Dauer Verstopfungen nicht mehr entstehen können!

Schmerzen und Darmkrämpfe

Schmerzen und Darmkrämpfe lösen sich am schnellsten und dauerhaftesten auf durch Heilfasten mit Kamillen-, Fenchel-, Vierwinde- oder Melissentee. Dabei bleiben Ihnen auch die Nebenwirkungen erspart, die Sie sonst bei Schmerz- und Krampfmitteln haben.

Wenn Sie sich an alle Regeln der *Heil- und Ernährungskur* halten, bekommen Sie immer seltener Schmerzen und Darmkrämpfe. Sie entstehen erst gar nicht mehr.

Die Kur wirkt also auch vorbeugend!

Übelkeit

Sie wird meist durch Unverträglichkeit bestimmter Nahrungsmittel und Getränke (Bohnenkaffee, Schwarzer Tee, Alkohol, durch Süßigkeiten, Schokolade und durch schwerverdauliches, fettes Essen usw.) ausgelöst. Aber auch durch Zuviel- und Durcheinander-Essen und Trinken. Sie kann aber auch durch eine verzögerte Magen-Darm-Passage, durch nicht abgehende Blähungen, durch Zwerchfellhochstand und Gärungserscheinungen entstehen.

Oft erzeugen aber auch *bittere Arzneien*, Medikamente, die Bitterstoffe enthalten, noch mehr Übelkeit, obwohl sie eigentlich dafür bestimmt waren, den Magen aufzuräumen. Es gibt viele Menschen, die eine Unverträglichkeitsreaktion (Übelkeit) gegenüber allen Bitterstoffen entwickeln. Das gilt z.B. auch für den Bohnenkaffee, den Schwarzen Tee und Bier.

Völlegefühl und Übelkeit mit den gängigen alkoholischen *Verdauungshilfen*, dazu gehören Bitterliköre, Aperitifs und Digestifs, den sogenannten *Absackern zu behandeln*, dazu kann ich nur sagen, Alkohol hat noch nie Probleme gelöst, erst recht nicht das RD-Problem.

Auch hier hilft reichlich Wasser trinken. Aber kein kohlensäurehaltiges Mineralwasser, sondern einfach nur Leitungswasser!

Auch Übelkeit läßt sich durch langes Einspeicheln der Nahrung auf Dauer beheben!

Darmnervenstörung (Hypoganglionose)

Dieses Kapitel will Sie zusätzlich über die Hypoganglionose informieren, die zwar ein eigenständiges Krankheitsbild mit ganz speziellen Befunden hat, aber die meisten Symptome stimmen mit denen des RDS durchaus überein. Wie Sie bereits wissen, haben die Darmnerven (Ganglien) die Aufgabe, die Darmbewegung, die sogenannte Peristaltik, zu steuern. Diese transportiert die aufgenommene Nahrung weiter. Bei einer angeborenen *Darmnervenstörung* ist der Nahrungstransport nicht mehr ausreichend gewährleistet. Bei den Patienten bleibt der Nahrungsbrei dann häufig doppelt so lange im Darm wie bei einem Gesunden. *Es muss offensichtlich eine kritische Masse von Nervenzellen vorhanden sein, um eine regelrechte Darmbewegung zu gewährleisten,* sagt der Lübecker Anatom Thilo Wedel. Dieses Krankheitsbild wird „Hypoganglionose" genannt, einer mangelhaften Ausstattung des Dickdarms mit Nervenzellen (Ganglien). Sie hat eine Erschlaffung des Darmes und sackähnliche Ausbuchtungen zur Folge. Von einer solchen Störung sind in Deutschland schätzungsweise 800.000 Personen betroffen, überwiegend Frauen.

Im Extremfall führt das bis zur sogenannten Hirschsprung`schen Krankheit (Morbus Hirschsprung). Dabei fehlen auf einem Teilstück des Dickdarms die Darm-Nervenzellen gänzlich. Das hat zur Folge, dass Teile des Darmes immer wieder verkrampfen. Oberhalb solch eines Darmabschnittes arbeitet die Peristaltik ständig bis zur Erschöpfung gegen die Verkrampfung an. Wegen des jahrelangen Pressens überdehnt sich der Darm und erschlafft. Mitunter sind auch riesige Darmausbuchtungen im Sinne einer Dickdarmerweiterung (Megacolon) zu finden.

Gemessen an der hohen Zahl der Reizdarmpatienten (ca. 30-50 % der Patienten beim Gastroenterologen) leidet nur ein geringer Anteil der Bevölkerung an der angeborenen „Darmträgheit" (Morbus Hirschsprung), bei der wie gesagt, die Symptome des RDS in ausgeprägter Form vorkommen. Ob ein Mangel oder das gänzliche Fehlen der Nerven auf einem Teil des Darms vorliegt, kann heute mit einer speziellen Diagnostik abgeklärt werden. Sie wurde von Forschern der Medizinischen Universität Lübeck entwickelt. Bei dem Verfahren wird mit einer Gewebeuntersuchung gezielt nach Ganglien gesucht, und ihre Anzahl und das eventuelle völlige Fehlen festgestellt.

Bei der Hirschsprung'schen Erkrankung kann medikamentös überhaupt keine Heilung, kaum eine Linderung erreicht werden. Über die Ernährung kann man auch hier das Problem noch am besten steuern, aber auch hier sind natürliche Grenzen gesetzt. Hier hilft nur eine Operation wirklich! Dabei wird der nicht arbeitende, weil Ganglien-lose Teil des Darms entfernt und mit dem Darmteil, in dem sich Ganglien befinden, über einen vorübergehenden Entlastungsausgang wieder miteinander verbunden. Nach dem Zusammenwachsen der beiden durch die OP getrennten Darmteile, *arbeitet* der Darm zum erstenmal selbständig, ohne Nachhilfe durch Einläufe. Eine entsprechende Lebensführung über die richtige Ernährung nach der Operation ist Voraussetzung für Beschwerdefreiheit in der Zukunft.

Das Kapitel Darmnervenstörung (Hypoganglionose) möchte ich hier nicht unerwähnt lassen, weil die Symptome die gleichen sind wie beim RDS. Weil aber nicht bei jedem Patienten, dem zwar die Diagnose RDS gestellt wurde, automatisch auch diese Spezialuntersuchung zur Feststellung der Darmnervenzellen vorgenommen wird, möchte ich hiermit diejenigen Patienten, die mit der Diagnose RDS nicht zufrieden sind, auf diese spezielle Untersuchungsmöglichkeit, von der sie wahrscheinlich gar nichts wissen, aufmerksam machen. Ich kann mir gut vorstellen, dass es auch heute noch erwachsene Patienten gibt, die mit einer angeborenen Darmnervenstörung, mit all ihren Symptomen leben, ohne dies genauer zu wissen. Im Normalfall wird diese Untersuchung und Operation heute schon im Kindesalter durchgeführt. Wenn Sie die Symptome wie beim Reizdarm auf Dauer so stark belasten, dass sich auch über die richtige

Ernährung nicht der gewünschte Erfolg einstellt, fragen Sie bitte Ihren Gastroenterologen nach dieser speziellen Untersuchungsform der Darmnervenzellen.

Fasten als Therapie-Grundlage

Wenn die Menschen früherer Zeiten unter Bauchschmerzen, Reizzuständen und Darmkrämpfen litten, was taten Sie dann? - Wahrscheinlich müssen Sie dreimal raten, bis Sie darauf kommen. – Sie fasteten! Sie fasteten so lange, bis sie wieder gesund waren. In heutiger Zeit, wo man glaubt, alle körperlichen und seelichen Probleme mit Medikamenten lösen zu sollen, ist man zum Fasten nicht mehr so bereit wie früher.

Wenn wir als Kinder krank waren, bekamen wir nur Tee und Zwieback, auch wenn der Appetit größer war. Heute bekommen auch kranke Kinder Eis, Fritten und Hamburger. Niemand denkt auch nur annähernd daran, den Verdauungsapparat einmal zu schonen. Das Fasten bedeutet auf dem kürzesten Weg den Gipfel der Gesundung zu erreichen. Es bewirkt Schonung und Erholung des Verdauungsapparates, es säubert und entgiftet den Organismus von Stoffwechselrückständen und mobilisiert seine Heilungskräfte zur Beseitigung krankhafter Prozesse. Seiner intensiven Heilwirkung wegen wird das Fasten auch als der „königliche Heilweg" bezeichnet. (G. Brück, Heilpraktiker).

Eine wirksame Hilfe bei der Therapie *über die Ernährung* gegen das RDS war für mich die Heilfasten-Kur nach Dr. F. X. Mayr (Mayr-Kur). Bitte jetzt nicht gleich erschrecken und nur an Bittersalz, Milch und trockene Brötchen denken, denn Sie müssen jetzt nicht unbedingt mehrere Wochen fasten, um sich trotzdem das eigentliche Ziel der Mayr-Kur, nämlich sich in Zukunft wieder richtig zu ernähren und wieder richtig essen zu lernen, zunutze zu machen!

Bevor ich mit dem Heilfasten begann machten mir die Symptome Übelkeit, Bauchschmerzen, Blähungen, unangenehme Darmgeräusche und Bauchkrämpfe sehr viel zu schaffen. Und ich habe genau wie die anderen Patienten auch, jahrelang mit Krampflösern, Schmerzmitteln, Durchfall- und Abführmitteln und Pillen und Tropfen gegen Blähungen und Übelkeit versucht das Problem in den Griff zu bekommen, was natürlich nicht gelang. Dann entschloss ich mich unter der Anleitung eines Heilpraktikers für eine ambulante Mayr-Kur. Zum erstenmal machte ich die positive Erfahrung einer wirklich ursachenbehebenden Behandlung.

Ich habe dann durch die Mayr-Kur wieder das richtige Essverhalten bei richtiger Ernährung gelernt.

Durch die Mayr-Kur sollen Sie nicht das Fasten erlernen, sondern dauerhaftes richtiges Ess- und Ernährungsverhalten. Das ist das langfristige Ziel. Langes Einspeicheln der Nahrung wird zur Heilnahrung!

Wer sich gesund ernähren will, muss *richtig essen* können:
Dazu werden immer nur kleine Bissen in den Mund genommen, um diese in kleinste Teilchen zu einem Brei zerkaut und durch bewusst intensives Einspeicheln fast völlig zu verflüssigen. Die verkümmerten Speicheldrüsen lernen durch das lange Kauen wieder Speichel in solcher Beschaffenheit und Menge zu liefern, wie es zur Verdauung der jeweiligen Kost am zweckmäßigsten ist. Richtiges Kauen ermöglicht einen vollkommeneren Ablauf des weiteren Verdauungsvorgangs und schafft die Voraussetzung für eine Gesundung des übrigen Verdauungssystems.

An diesem Punkt setzt die *Mayr-Kur* an. <u>Man übt und lernt im Sinne einer *„Kauschulung"* in Ruhe zu kauen und einzuspeicheln. Und wer sich bemüht, beherrscht diese Esskunst dann so, dass er sie ein Leben lang beibehält.</u>

Das lange Kauen der Nahrung hat den Vorteil, dass sich der Patient intensiv auf das Einspeicheln der Nahrung konzentriert und mit erstaunlich kleinen Mengen anhaltend gesättigt ist. Eine kleine Mahlzeit so gegessen, hat einen größeren Nährwert als ein großer Teller üblicher Nahrung, da diese nur zu einem Teil dem Körper nutzbringend zugeführt wird und zum anderen Teil in Gärung übergeht.

(Aus dem Buch „der schnellste Weg zur Gesundheit" von G.Brück, Heilpraktiker).

Das Reizdarmsyndrom wird so zusehends gebessert, denn gut eingespeichelte Nahrung ist Heilnahrung!

Vollwert-Ernährung = gesunde Darmflora

Die Versorgung des Darmes mit Vitaminen und Mineralien ist für Reizdarm-Patienten besonders wichtig. Sie regulieren die Reizschwelle, machen also die Nerven weniger empfindlich, es kommt seltener zu Reaktionen wie Schmerzen und Krämpfe.

Die beste und nebenwirkungsfreie Möglichkeit, sich <u>ausreichend</u> mit Vitaminen und Mineralien zu versorgen, besteht in erster Linie in der <u>Vollwert-Ernährung</u>. Man sollte sie aber am besten unter Berücksichtigung der vorher genannten besonderen Ernährungsempfehlungen in der Heilphase für RDS-Patienten zu sich nehmen.

Besorgen Sie sich bitte eine Vollwerternährungs-Tabelle!

Gespräche mit Betroffenen

Auch in Selbsthilfegruppen drehen sich viele Gespräche um Medikamente. Bei diesen Gesprächen mit anderen Betroffenen kommt es nach einer kurzen   Schilderung der auftretenden Beschwerden, meist sehr schnell zu der Frage: Und welche Medikamente nehmen Sie ein, und kennen Sie dies und jenes Medikment auch? Oder, gibt es inzwischen auch schon neue Medikamente auf dem Markt, mit den alten komme ich nicht mehr zurecht?   Alle klagten über die bekannten Symptome, und fast alle glaubten, keine Ernährungsfehler zu begehen. Sie gaben an, dass sie in puncto Ernährung ziemlich alles richtig machten. Erst im weiteren Verlauf des Gesprächs stellten sich dann erhebliche Ess- und Ernährungsfehler heraus, die nur sehr zögerlich zugegeben wurden.

Oft enden diese Gespräche über die Probleme mit dem RDS auch in purem Selbstmitleid, denn man hat sich *ja immer nur richtig ernährt.* Dabei wären etwas mehr Einsicht und Ehrlichkeit zu sich selber ein erster Schritt in die richtige Richtung. Kaum einer fragte nämlich ernsthaft nach, was man zum Beispiel Wirksames über die Ernährung tun könne, was bei Magen-Darmkrankheiten doch nahe liegt. Eigentlich möchte man, geprägt von der eigenen chronischen Medikamentenabhängigkeit, nur etwas über die besten und die teuersten Medikamente erfahren, um sich weiterhin so ungeniert fehlzuernähren wie bisher – nur wirklich gesund werden, das will man scheinbar nicht.

Fast bei jedem Gespräch kommt dann der Einwand*: Wie soll das denn funktionieren, ich habe in dieser Richtung doch schon alles ausprobiert. Machen Sie es sich da nicht viel zu einfach? Ich muss doch täglich mehrere Medikamente einnehmen, um einigermaßen klar zu kommen. Und da sagen Sie, dass das RDS hauptsächlich ein Ernährungsproblem sei, das man mit entsprechender Ernährungsweise gut in den Griff bekommen könne. Verharmlosen Sie hier nicht das Problem RDS?*

Dann schildere ich ihnen, wie es mir und anderen gelungen ist, über das konsequente Meiden bestimmter Nahrungs- und Genussmittel, über das Heilfasten und das sich daran anschließende dauerhaft richtige Ess- und Ernährungsverhalten das RDS mehr und mehr zu besiegen. Dieses funktioniert am besten, und hier wiederhole ich mich gerne noch einmal, wenn Sie ab jetzt die entsprechenden Medikamente konsequent weglassen, um sich damit selbst auf den richtigen Weg zur Gesundung zu bringen!

Zum Schluss noch eine Bitte an alle, die diesen Ratgeber lesen. Ich habe ihn für Sie geschrieben, damit Sie aus den Tipps und den kritischen Beiträgen Ihren Nutzen ziehen können, und dass sich auch bei Ihnen ein Umdenken einstellen möge, Ihre RD-Beschwerden mehr und mehr über die Ernährung und Ihr bewußtes Essverhalten lösen zu wollen.

Umdenken heißt auch, es wirklich zu wollen,
um es dann wirklich zu TUN!

Alles Gute, besonders Gesundheit
wünscht Ihnen der Autor.

Impressum:
Herstellung und Verlag: Books on Demand GmbH, Norderstedt

ISBN: 9783837083071